BEI GRIN MACHT SICH IHR WISSEN BEZAHLT

- Wir veröffentlichen Ihre Hausarbeit,
  Bachelor- und Masterarbeit

- Ihr eigenes eBook und Buch -
  weltweit in allen wichtigen Shops

- Verdienen Sie an jedem Verkauf

Jetzt bei www.GRIN.com hochladen und kostenlos publizieren

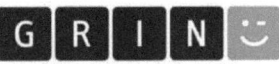

Bibliografische Information der Deutschen Nationalbibliothek:

Die Deutsche Bibliothek verzeichnet diese Publikation in der Deutschen National-bibliografie; detaillierte bibliografische Daten sind im Internet über http://dnb.d-nb.de/ abrufbar.

Impressum:

Copyright © 2018 GRIN Verlag
Druck und Bindung: Books on Demand GmbH, Norderstedt Germany
ISBN: 9783668767645

Dieses Buch bei GRIN:

https://www.grin.com/document/436051

Christina Eilers

Ätiopathogenese der Parodontitis und deren Einwirkung auf das Timing in der systematischen Parodontitistherapie

GRIN Verlag

GRIN - Your knowledge has value

Der GRIN Verlag publiziert seit 1998 wissenschaftliche Arbeiten von Studenten, Hochschullehrern und anderen Akademikern als eBook und gedrucktes Buch. Die Verlagswebsite www.grin.com ist die ideale Plattform zur Veröffentlichung von Hausarbeiten, Abschlussarbeiten, wissenschaftlichen Aufsätzen, Dissertationen und Fachbüchern.

Besuchen Sie uns im Internet:

http://www.grin.com/

http://www.facebook.com/grincom

http://www.twitter.com/grin_com

„Ätiopathogenese der Parodontitis und deren Einwirkung auf das Timing in der systematischen Parodontitistherapie"

Hausarbeit zu Modul 21

an der praxisHochschule Köln

vorgelegt von: Christina Eilers

2018

INHALTSVERZEICHNIS

1. EINLEITUNG

Parodontitis ist in der Gesellschaft eine weit verbreitete chronische Erkrankung, die mit Ihrer Folgeerscheinung, dem Zahnverlust, ein schwerwiegendes gesundheitliches, soziales und wirtschaftliches Problem darstellt (Tonetti, et al., 2017).

Zwar zeigen die Daten der deutschen Mundgesundheitsstudie (DMS V) einen leichten Rückgang der Parodontitis, dennoch wird demografischen Prognosen zufolge der Behandlungsbedarf stetig steigen (Jordan & Micheelis, 2016).

In der Mundhöhle befinden sich hunderte verschiedener Mikroorganismen, die mit dem Wirtsorganismus in einem ökologischen Gleichgewicht stehen (Aas et al., 2005; Socransky, 1994).

Bestimmte Dispositionen, wie z.B. Immunsuppression, Existenz von Risikofaktoren oder Resistenzverminderung können zu einer selektiven Vermehrung von Bakterien mit Virulenzfaktoren führen, die das ökologische Gleichgewicht beeinflussen. Es kann zu einer opportunistischen Infektion wie der Parodontitis kommen (Kielbassa & Jaroch, 2011).

Ziel dieser Arbeit ist es, die sehr komplexe Ätiologie und Pathogenese der Parodontitis und deren Einwirkung auf das Timing in der systematischen Parodontitistherapie näher zu beschreiben. Dazu ist es notwendig, zunächst die Ursachen für die Entstehung und Entwicklung der Parodontitis, mit allen daran beteiligten Faktoren, an den Anfang dieser Arbeit zu stellen. Das dritte Kapitel wird der Therapie und den erforderlichen Maßnahmen in der systematischen Parodontitistherapie gewidmet und näher beschrieben. Die Arbeit wird durch eine abschließende Zusammenfassung abgerundet.

2. ÄTIOPATHOGENESE DER PARODONTITIS

Die Parodontitis ist durch Knochen-, Kollagen-, und Attachmentverlust charakterisiert und wird somit als eine entzündliche Erkrankung des Zahnhalteapparates verstanden. Die bei der Entstehung und Progression der Parodontitis zahlreichen molekularen und zellulären Prozesse sind aufgrund ihrer Komplexität bei weitem noch nicht vollständig erforscht (Deschner & Eick, 2011).

Um die Bedeutung der im Kapitel 3 beschriebenen Therapiemaßnahmen zu verdeutlichen, ist es erforderlich, zunächst die Entstehung und Pathogenese der Parodontitis weitestgehend zu erklären.

2.1 DIE ROLLE DES BIOFILMS

Unter Biofilmen versteht man die Zusammensetzungen von Bakterien, welche als sogenannte Bakterienfamilien agieren und sich gegenseitig langfristig stabilisieren (Kielbassa & Jaroch, 2011; Ligtenberg, et al., 2007; Marsh & Bradshaw, 1995).

Er stellt bis heute das zentrale Problem von parodontalen Erkrankungen dar. (Holz, et al., 2000). Bei seiner Entstehung handelt es sich um einen komplexen Vorgang, welcher im Folgenden in den einzelnen Stadien beschrieben wird.

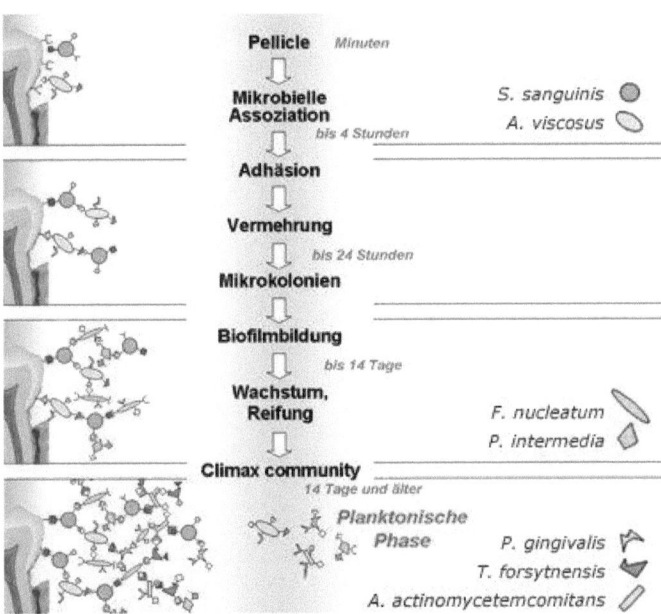

Abb 1: Schematische Darstellung der Biofilmentstehung

Zu Beginn der Plaquebildung lagert sich eine Mukoproteinschicht auf dem „absolut" sauberen Zahn an. Diese reift innerhalb weniger Minuten bis Stunden zu einem zellfreien Pellicle aus. Die ersten Pionierkeime, vorwiegend grampositive Kokken (Actinomyceten), siedeln sich auf diesem Pellicle an. Sie bilden aus Saccharose hauptsächlich extrazelluläre Polysaccharide (EPS) (Dextrane, Lävane), welche die Mikroorganismen in ein Netz einmauern. In diesem Netz bilden sich Mikrokolonien, in denen sich einzelne Bakterienspezies ansiedeln können. Reift die strukturierte Plaque weiter aus, werden vermehrt andere Mikroorganismen, wie Spirochäten und Spirillen aufgefunden. Auf der Zahnoberfläche befinden sich nun mehrere hochorganisierte Biofilme, die, unabhängig voneinander, Stoffwechselprodukte,- Resistenz- und Virulenzfaktoren untereinander austauschen und als Gesamtorganismus agieren können (Kielbassa & Jaroch, 2011; Cescutti, et al., 1999)

2.2 DIE MIKROBIELLEN KOMPLEXE NACH SOCRANSKY

Im Jahr 1998 entwickelte Dr. Sigmund Socransky ein Modell, indem das Vorkommen verschiedener Bakteriengruppen (Komplexe) in die verschiedenen Stadien der entzündlichen Veränderungen am Parodontium zugeordnet werden konnten. Er fand heraus, dass pathogene Bakterienkomplexe existieren, welche ihre Partner selektiv auswählen und mit ihnen hochgradig pathogene Biofilme bilden (Dombrowa, 2017; Haffajee, et al., 1998). Die Organismen der jeweiligen Komplexe kommunizieren untereinander und schließen sich zusammen. Sie tragen dazu bei, dass das parodontale Gewebe während des pathogenen Prozesses zerstört wird (Dombrowa, 2012; Darveau, et al.,1997). Für eine genauere Differenzierung der parodontalpathogenen Organismen unterteilte Socransky sie in unterschiedliche mikrobiologische Komplexe ein (Dombrowa, 2012; Haffajee, et al 1998).

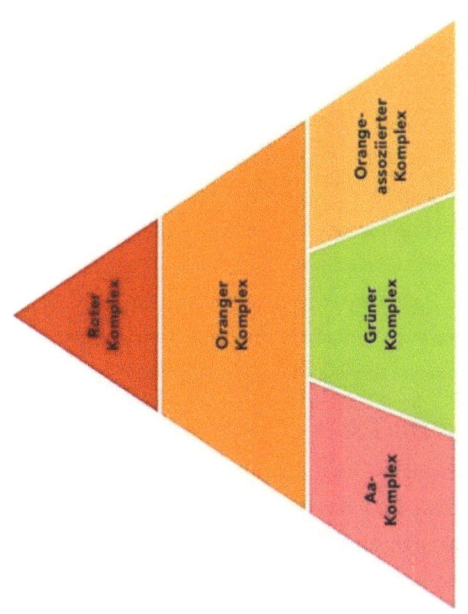

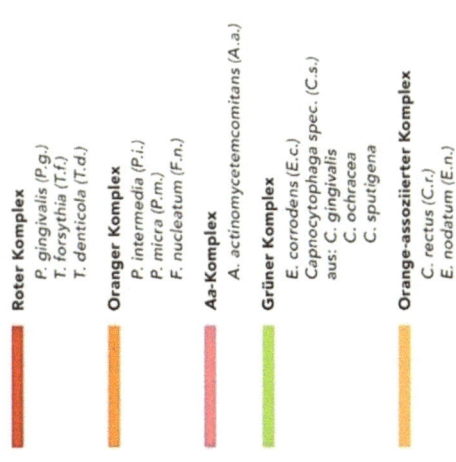

Roter Komplex
P. gingivalis (P.g.)
T. forsythia (T.f.)
T. denticola (T.d.)

Oranger Komplex
P. intermedia (P.i.)
P. micra (P.m.)
F. nucleatum (F.n.)

Aa-Komplex
A. actinomycetemcomitans (A.a.)

Grüner Komplex
E. corrodens (E.c.)
Capnocytophaga spec. (C.s.)
aus: C. gingivalis
C. ochracea
C. sputigena

Orange-assoziierter Komplex
C. rectus (C.r.)
E. nodatum (E.n.)

Abb 2: Bakterienkomplex nach Socransky

Rezeptorähnliche Moleküle machen es den relativ gering pathogenen Vertretern des violetten bzw. orange-assoziierten Komplexes möglich, den Sulkus als Erstes zu besiedeln. Sie bilden somit eine primäre Biofilmschicht, welche als Grundlage für eine weitere Kolonisierung der Zahnfleischtasche durch Bakterienspezies mit höherer Pathogenität dient. Moderat bis stark pathogene Keime sind dem orangenen Komplex zugeordnet. Sie können Toxine und Enzyme produzieren und sind somit auch verantwortlich für einen fortschreitenden Attachmentverlust und eine Zunahme der Taschentiefe. Ihre wichtigste Aufgabe allerdings ist es, durch ihren Stoffwechsel (Bereitstellung von Nährstoffen, anaerobes Milieu) die Grundlage für die strikt anaeroben Mikroorganismen des rotes Komplexes zu bilden. Der rote Komplex weist die höchste Pathogenität an parodontalen Erregern auf. Die Zerstörung des Weich- und Knochengewebes wird durch die Bildung verschiedener Enzyme und Virulenzfaktoren dieses Komplexes maßgeblich beeinflusst (ebd.).

2.3 VOM GESUNDEN PARODONT ZUR PARODONTITIS

Der Biofilm im Bereich des Gingivalsaumes löst eine Reaktion des Immunsystems aus. Metaboliten, welche durch den Stoffwechsel der Plaquebakterien des marginalen Parodonts produziert werden, veranlassen das Saumepithel Entzündungsmediatoren zu sezernieren. Die lokale Gefäßreaktion wird durch freie Nervenendigungen, welche Neuropeptide und Histamin ausschütten, hochreguliert. Zusätzlich setzen auch perivaskuläre Mastzellen Histamin frei. Das Endothel wird so veranlasst, den Entzündungsmediator Interleukin-8 (IL-8) in das Gefäß auszuschütten (Anna-Böttcher , 2016; Thorbert-Mros, et al., 2014). Große Mengen polymorphkernige Granuolzyten (PMN) verlassen die lokalen Blutgefäße und wandern in Richtung Biofilm. Aufgrund der hohen Widerstandsfähigkeit des Biofilms, gelingt es den PMNs nicht, ihn zu zerstören. Zugrunde gehende PMNs setzen eine Vielzahl bioaktiver Substanzen frei, welche sich charakteristisch in den Symptomen einer Gingivitis zeigen. (Vasel, 2012). Die Entzündung der Gingiva greift auf die tieferen Strukturen des Parodontiums über, da sich das Saumepithel in ein Reservoir für opportunistische, pathogene Keime umwandelt. Leukozyten dominieren nun das bindegewebige Infiltrat. Durch Zytokine (IL-2 bis -6, IL-10 und -13, Tumornekrosefaktor alpha (TNFα), Interferon gamma (INFγ)) wird die Immunantwort auf die Plaque mittels aktivierter T-Zellen koordiniert. Plasmazellen produzieren Immunglobuline und Zytokine, um die Erreger abzuwehren. Aktivierte PMNs sondern verschiedene Zytokine, Leukotriene (LTB4: Chemotaxis) und Matrix-Metallproteinasen (MMP) ab, welche eine zentrale Rolle bei der Destruktion des Bindegewebes und des Knochens einnehmen. Die Infiltratmenge wird durch aktivierte Fibroblasten größer. Sie produzieren, statt Kollagen Matrix-Metallproteinasen, deren Gegenspieler TIMP (Tissue Inhibitor of Metallopeptidase). Im Bindegewebe befindet sich nun eine erhöhte Anzahl an Makrophagen, wie auch Mediatoren entzündlicher Prozesse. Die immuninkompetenten Zellen, wie

Fibroblasten produzieren vermehrt Zytokine (IL-1ß, IL-6, IL-8, TNFα) sowie Prostagladinrezeptor E2 (PGE2), MMP und TIMP. Die gestörte Homöostase führt zum Abbau von Kollagen, Matrix und Knochen. Die vermehrten Plasmazellen, welche das Infiltrat dominieren, sind ein Kennzeichen für eine fortgeschrittene parodontale Läsion (Anna-Böttcher, 2016; Thorbert-Mros, et al., 2014).

2.4 DIE MULTIFAKTORIELLE ERKRANKUNG UND IHRE REAKTION AUF DIE ABWEHRMECHANISMEN DES WIRTS

Studien belegen, dass parodontalpathogene Keime für die Progression der Parodontitis nicht ausreichen. Zusätzlich müssen noch genetische und lokale Faktoren in Betracht gezogen werden, um die Parodontitis als opportunistische Infektion sehen zu können (Kielbassa & Jaroch, 2011). Sie ist in ihrer Ätiologie und Progression multifaktoriell bedingt. Nur wenige Virulenzfaktoren sind unmittelbar an der Zerstörung des Parodonts beteiligt. Vielmehr beeinflussen die Wechselwirkungen zwischen bakteriellem Stoffwechsel und immunologischer Reaktion des Wirts die Entstehung und Progression (Meisel P., 2013). Das Immunsystem des Mundraumes wird durch viele komplexe immunologische Regelkreise kontrolliert, welche die Balance zwischen pro- bzw. antientzündlichen Zytokinen und dem Entstehen einer Entzündungsantwort sicherstellen. Die Balance wird also letztendlich durch den Reiz von mikrobiellen Antigenen verursacht. Die Zytokine werden in ihrer Menge und Aktivität von den individuellen Varianzen (u.a. genetische Faktoren) des Wirts bestimmt (Anna-Böttcher , 2016; Vaithilingam, et al., 2014). Auch der Einfluss anderer endogener und exogener Faktoren haben einen Einfluss auf die immunvermittelte Wirtsreaktion, als auch auf die pathogene Veränderung des Biofilms. Zu diesen Einflüssen zählen systemische Erkrankungen (z.B. Diabetes), Blut und Stoffwechselerkrankungen, Immundefekte, Stress oder Rauchen (Anna-Böttcher , 2016; Offenbacher, et al., 2008). Die Zusammensetzung des Biofilms wird folglich von der Entzündungsreaktion des Wirts bestimmt (Van Dyke, 2009; Finlay & Medzhitov, 2007). Eine wichtige Rolle scheinen hier Makrophagen zu spielen. Sie bestimmen, ob der inflammatorische Prozess sich chronisch entwickelt oder es zu einer Entzündungsresolution kommt. (Zadeh, et al., 1999; Hasturk, et al., 2012). Die Wirtsabwehr kann entscheidend zur parodontalen Destruktion beitragen, obwohl das Ziel darin besteht, die parodontale Infektion zu eliminieren, beziehungsweise zu kontrollieren. Durch Knochen-, Kollagen- und Attachmentabbau wird der benötigte Platz für die Abwehrzellen bereitgestellt. Um die Zerstörung des Parodonts und den damit folgenden Zahnverlust zu vermeiden, muss in diesen Prozess rechtzeitig therapeutisch eingegriffen werden. Maßgeblich für erfolgreiche präventive, diagnostische und therapeutische Maßnahmen ist die weitere Erforschung der komplexen pathogenetischen Zusammenhänge (Deschner & Eick, 2011).

3. THERAPIE

Aus therapeutischer Sicht hat die Pathogenese tiefgreifende Konsequenzen. Ein rein symptomatisch ausgerichtetes Therapiekonzept ist aufgrund multipler Faktoren langfristig nicht erfolgreich. Werden aber die individuellen Risiken des Patienten erkannt und zielgerichtet beseitigt, kann der Erkrankung auf Dauer Einhalt geboten werden (Dombrowa, 2015).

Zwischen den einzelnen Behandlungssitzungen der Hygienephase, wie auch der systematischen Parodontitistherapie, empfiehlt sich ein Abstand von 14 Tagen (siehe Abb. 3). Er soll dazu dienen, einer eventuell noch vorhandenen Entzündung des gingivalen Gewebes Zeit zur Ausheilung zu geben. Zudem soll eine Übertherapie vermieden werden (Hahner & Gaßmann, 2017).

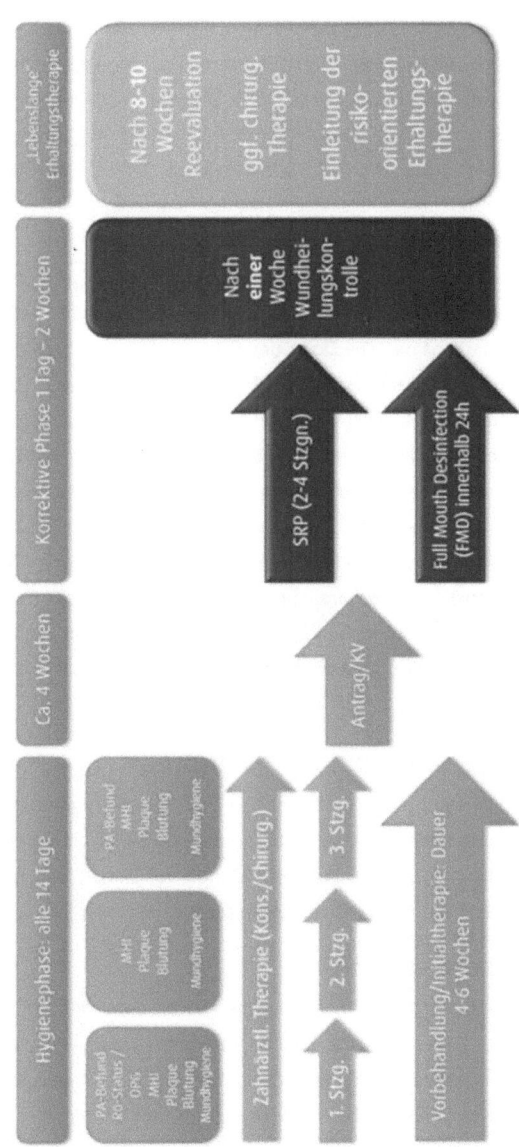

Abb 3: Therapieplan

3.1 ANAMNESE

Im initialen Teil der Diagnostik, der Anamneseerhebung, werden u.a. mögliche Schnittstellen zu Allgemeinerkrankungen aufgedeckt. Die allgemeine Anamnese dient zur Abklärung von systemischen Erkrankungen (z.b. Diabetes mellitus), kardiovaskulären Erkrankungen, Bluterkrankungen (Leukämie, Thrombozytopenien etc.), genetischen Erkrankungen sowie hormonellen Einflüssen (z.b. Schwangerschaft, Pubertät) oder Osteopathien. Zudem haben auch verschiedenste Medikamente einen Einfluss auf das Parodont (Stein , 2012; Abdollahi & Radfar, 2003; Ainamo & Bay, 1975). Der Erfolg der Parodontaltherapie kann durch die rechtzeitige Kenntnis dieser Zusammenhänge wesentlich beeinflusst werden. In der allgemeinen Anamnese stellen auch die Rauchgewohnheiten des Patienten einen wichtigen Bestandteil dar. Die Dosis und Dauer haben einen akkumulierenden Einfluss auf den parodontalen Zustand (Stein , 2012; Johnson & Guthmiller, 2007). Zusätzlich können auch andere Verhaltensfaktoren das parodontale Geschehen negativ beeinflussen; Stress und Alkoholabusus sollten daher auch beachtet werden. Die spezielle Anamnese hingegen umfasst die subjektiven Beschwerden des Patienten, wie das Vorhandensein von Zahnfleischbluten, Zahnlockerungen, Zahnstellungsveränderungen, Halitosis und bisherigen Zahnverlust. Ebenso fraglich sind frühere Parodontalbehandlungen, die zur Prognoseeinschätzung und ggf. Abklärung der Ursachen von Rezidiven gestellt werden sollten. Darüber hinaus entscheidend ist, ob ein familiäres Auftreten der Erkrankung vorliegt, welches auf eine genetische Disposition hinweist und somit eine wichtige Rolle in der Differenzialdiagnostik spielt (Stein , 2012).

3.2 DIAGNOSTIK IN DER PARODONTOLOGIE

Bestandteil einer jeden umfassenden Erstuntersuchung sollte die Überprüfung des parodontalen Behandlungsbedarfs (Screening) sein. Für eine möglichst realistische Prognose ist es notwendig, alle relevanten Befunde vor Behandlungsbeginn aufzunehmen und im Verlauf der Therapie zu reevaluieren (ebd.).

3.2.1 KLINISCHER BEFUND

Wichtige diagnostische Anhaltspunkte am Parodont können Farb- und Formveränderungen darstellen. Gewebsdefizite können mögliche Ursachen von parodontalen Rezessionen bzw. mukogingivalen Problemen sein. Weiße, bräunliche, schwarze und rote Verfärbungen können im Hinblick auf die Farbe mit unterschiedlichen pathologischen Veränderungen verbunden werden (ebd.).

3.2.2 PARODONTALER SCREENING INDEX (PSI)

Um die Notwendigkeit einer parodontalen Behandlung abzuschätzen, hat sich der parodontale Screeningindex (PSI) in der Praxis etabliert. Er wird anhand der WHO Sonde ermittelt

und in vier verschiedenen Codes ausgedrückt. Initiiert ist eine systematische Parodontitistherapie bei einem Code 3 oder 4, in deren Rahmen eine weitere umfangreiche Diagnostik,
optimalerweise nach der Initialtherapie, erfolgen sollte (König, et al., 2002).

3.2.3 PARODONTALBEFUND

Der wichtigste Befund im Rahmen der parodontalen Diagnostik ist der Parodontalstatus. Im
Rahmen der systematischen Parodontitistherapie werden optimalerweise an sechs Mess-
stellen (mesiobukkal, bukkal, distobukkal, mesiooral, oral, distooral) pro Zahn Sondie-
rungstiefen (Abstand zwischen marginaler Gingiva und Taschenboden), Bluten auf Sondieren (BOP), Rezessionen sowie Furkationen und Lockerungsgrade erhoben (Kebschull &
Hierse, 2014; Garnick & Silverstein, 2000; Ainamo & Bay, 1975). Im Anschluss an die Hygienephase sollte ein erneuter Befund aufgenommen werden, um die subgingivale Instrumentierung flacher Taschen (bis 3 mm) zu vermeiden (Hierse & Kebschull, 2014).

3.2.4 RÖNTGENOLOGISCHE BEFUNDE

Als geeignet für die parodontale Diagnostik zeigen sich entweder ein Zahnfilmstatus oder
aber eine Panoramaschichtaufnahme mit zusätzlichen Einzelzahnfilmen (z. B. bei Überla-
gerungen in der Frontzahnregion). Dabei dienen die Schmelz-Zement-Grenze, die Lamina
dura und der Boden parodontaler Knochendefekte als wichtige Orientierungspunkte für die
Beurteilung des parodontalen Zustandes (ebd.).

3.2.5 DIAGNOSE

Das Ausmaß und der Schweregrad sollten nach Aufnahme aller relevanten Befunde zur
Diagnosestellung genau differenziert werden. Der Attachmentverlust (Schweregrad) wird
in: leicht 1-2mm, moderat 3-4mm und schwer ≥ 5mm angegeben. Das Ausmaß der Parodontitis bezieht sich auf die Anzahl der betroffenen Zahnflächen. Sind weniger als 30%
Attachmentverlust vorhanden, wird von einer lokalisierten Form gesprochen. Bei mehr als
30% wird diese als generalisierte Form bezeichnet. Die Unterscheidung zwischen der chro-
nischen und der aggressiven Parodontitis wird anhand spezieller Klassifikationen getroffen
(Stein , 2012; Armitage, 1999). Aufgrund einer zukünftig geplanten neuen Fassung der
Klassifikation wird in dieser Arbeit nicht näher darauf eingegangen.

3.3 HYGIENEPHASE

Die Hygienephase gliedert sich in ein Konzept, welches sich schon seit längerem etabliert
hat. Sie umfasst während der systematischen Betreuung von Patienten mit parodontalen
Erkrankungen u.a. die Schaffung hygienefähiger oraler Verhältnisse. Die Einbeziehung des
Patienten in die Therapie durch individuelle, patientenbezogene Information und Motivation
spielt eine besondere Rolle, denn die Basis für den langfristigen Erhalt der Zahn- und Mund-
gesundheit ist ein erfolgreiches Biofilmmanagement (Hahner & Gaßmann, 2017). Darüber

hinaus können durch die Vorbehandlung Pseudotaschen beseitigt werden, was den redu-
zierten Umfang der Behandlungsmaßnahmen nach sich zieht (Vasel, 2012).

3.3.1 MOTIVATION UND INSTRUKTION

Eine entscheidende Voraussetzung für den Therapieerfolg und die Langzeitprognose stellt
die individuelle Aufklärung des Patienten über die Bedeutung der optimalen Mundhygiene
zur Beseitigung des Biofilms dar. In mehreren aufeinanderfolgenden Sitzungen, im Abstand
von zwei bis drei Wochen, werden dem Patienten zur Motivation und Erfolgskontrolle ge-
eignete Mundhygieneinstruktionen (Putztechnik und Interdentalraumpflege) vermittelt, welche in Anwendungstrainings geübt werden (Hierse & Kebschull, 2014).

3.3.2 INDIZES

Zur Beurteilung der häuslichen Mundhygiene des Patienten, haben sich Plaque- und
Gingivaindizes in der Praxis etabliert. Bei Patienten mit erhöhtem Parodontitisrisiko kann
ein erhöhter Plaquebefall durch die Ausschüttung von Zytokinen im Sulkusfluid (Substrat
für Plaquebakterien), zu einer erhöhten Plaquebildungsrate führen. Daher sollte in der systematischen Parodontitistherapie dem Gingivaindex eine größere Rolle zugeordnet werden,
da er ausschließlich die Reaktion der Plaque auf die Gingiva widerspiegelt (Stein , 2012;
Rowshani, et al., 2004).

3.3.3 REDUKTION VON IATROGENEN FAKTOREN/EXTRAKTION NICHT ERHAL-
TUNGSWÜRDIGER ZÄHNE

Um potentielle Keimreservoirs und die Mundhygienefähigkeit verbessern zu können, sollte
parallel zu den ersten Sitzungen die Behandlung von konservierenden Behandlungen erfolgen. Insuffiziente Füllungs- bzw. Kronenränder sollten ebenso entfernt werden wie nicht
erhaltungswürdige Zähne (Hierse & Kebschull, 2014; König, et al., 2002; Pretzl, et al.,
2008).

3.3.4 PROFESSIONELLE ZAHNREINIGUNG (PZR)

Die professionelle Zahnreinigung sollte zu Beginn der parodontalen Therapie stattfinden.
Durch Entfernung der supragingivalen Beläge, Glättung und Politur der Zahnoberflächen,
mittels Handinstrumenten, Schall- oder Ultraschallinstrumenten, Pulver-Wasserstrahlgerä-
ten (PWS) bzw. fluoridhaltiger Polierpasten und Gummikelchen, soll eine Neubesiedelung
bakterieller Plaque vermindert werden (Hierse & Kebschull, 2014).

3.4 SUBGINGIVALES BIOFILMMANAGEMENT

Das subgingivale Biofilmmanagement geschieht nach der abgeschlossenen initialen Hygienephase und erfolgt an allen Zähnen, welche eine weiterhin pathologische Sondie-
rungstiefe von mehr als 3,5 mm aufweisen (Hahner & Gaßmann, 2017). Hier bekommt der

Parodontalstatus seine tragende Rolle, da die subgingivale Instrumentierung von Taschen bis zu 3mm zu Attachmentverlust und Rezessionsbildung führt (Hierse & Kebschull, 2014; Lindhe, et al., 1982). Mit Hilfe von Hand-, Schall-, piezoelektrischen oder magnetostriktiven Ultraschallinstrumenten, PWS sowie Lasern wird der subgingivale Biofilm auf ein minimales, nicht mehr pathologisches Niveau reduziert (Hahner & Gaßmann, 2017). Dass die Verwendung all dieser Instrumente für eine suffiziente, subgingivale Reinigung geeignet sind und zu vergleichbaren klinischen Ergebnissen führen, konnte in mehreren Studien gezeigt werden (Hierse & Kebschull, 2014; Sgolastra, et al., 2012). Eine Alternative zur lokalen Anästhesie, die je nach Patientenempfindlichkeit und Tiefe der Taschen erfolgen sollte, kann der Einsatz topischer Lokalanästhetika sein. Sie zeigen in einer Studie ähnliche klinische Ergebnisse wie eine lokale Anästhesie (Derman, et al., 2014).

3.5 FULL MOUTH DISINFECTION (FMD)

Bei der Full Mouth Disinfection (FMD) werden alle Taschen innerhalb von 24 Stunden instrumentiert und über einen längeren Zeitraum mit einem Chlorhexidinhaltigem Antiseptika mittels Mundspülung oder Gelen behandelt (Eberhard, et al., 2008). So soll eine Reinfektion, welche beim quadrantenweisen Vorgehen aus noch nicht instrumentierten Taschen entstehen kann, minimiert werden (Hahner & Gaßmann, 2017). Eine Behandlung nach dem Konzept der FMD kann sinnvoll sein, da sie häufig einen positiven Einfluss auf die Patientenmotivation haben kann (Hierse & Kebschull, 2014).

3.6 ADJUVANTE ANTIBIOSE

Die mechanische Instrumentierung stellt bei dem Großteil der Parodontitispatienten eine ausreichende Form des Biofilmmanagements dar. Trotzdem ist es in speziellen Fällen (wie z.B. schwere generalisierte chronische oder aggressive Parodontitis,) sinnvoll, zusätzlich zum subgingivalen Debridement, eine unterstützende Antibiose zu verabreichen um eine Reduktion der Taschen zu erzielen (ebd.). Hierbei sollte im Vorfeld der Einsatz einer mikrobiellen Analyse in Betracht gezogen werden, da das Keimspektrum von Patient zu Patient unterschiedlich ist. Bei der Analyse wird die Konzentration des subgingivalen Keimspektrums, wie auch die Konzentration der vorhandenen Bakterienspezies bestimmt. So ist es möglich eine spezifische, auf den Patienten abgestimmte antibiotische Unterstützung zu verabreichen (Dombrowa, Das orale Mikrobiom, 2017; Van Winkelhoff & Winkel , 2005). Erforderlich ist, dass zuvor der subgingivale Biofilm zerstört wurde. Ansonsten kann sich das Antibiotikum aufgrund der Organisation der Bakterien nicht ausreichend in den Biofilm penetrieren (Griffiths, et al., 2011).

4. REEVALUATION

Da das parodontale Gewebe einen drei- bis vierwöchigen Zeitraum zur ersten Regeneration benötigt, sollte nach vier bis zwölf Wochen eine erneute Messung des Attachmentstatus erfolgen (Caton, Proye, & Polson, 1982). Die Reduktion der Sondierungswerte zeigen den Erfolg des subgingivalen Debridements. Sie ergibt sich durch den Gewinn an klinischem Attachment, aber auch durch eine Ausprägung von Rezessionen (Hierse & Kebschull, 2014). Bei Resttaschen mit Sondierungswerten von 4 mm oder mehr, mit Blutung auf Sondieren müssen diese erneut instrumentiert werden. Liegen nur wenige dieser Taschen vor, kann der Patient in die unterstützende Parodontitistherapie (UPT) überführt werden. Liegen allerdings Taschen von mehr als 5 mm, sowie einer fortgeschrittenen Furkationsbeteiligung vor, sollte ein korrektiv-parodontalchirurgisches Vorgehen in Betracht gezogen werden. Der Patient erhält während der Reevaluation erneute Mundhygieneinstruktionen, da es aufgrund der Rezessionsbildung zu einer Vergrößerung der freiliegenden Interdentalräume kommen kann. Dies hat zur Folge, dass eine Anpassung der Mundhygienehilfsmittel notwendig ist, um den Biofilm effektiv entfernen zu können (ebd.).

5. UNTERSTÜTZENDE PARODONTITISTHERAPIE (UPT)

In der Nachsorge hat die regelmäßige supra- und subgingivale Entfernung des Biofilms einen besonders hohen Stellenwert für den Langzeiterfolg (Axelsson, et al., 2004). Insbesondere Stellen mit Sondierungswerten von 4 mm mit Blutung und mit Sondierungswerten ≥ 5 mm müssen reinstrumentiert werden, um das Keimreservoir zu reduzieren (Petersilka, 2011). Daher ist es unumgänglich, dass der Patient in ein für seine individuell parodontale Situation angepasstes UPT-Intervall überführt wird (Axelsson, et al., 2004). Das Parodontitisrisiko wird durch verschiedene Faktoren bestimmt, welche den parodontalen Recallintervall festlegen. Hierbei werden die Anzahl an Resttaschen und dem BOP, die Anzahl verloren gegangener Zähne sowie der durchschnittliche Knochenabbau berücksichtigt. Des Weiteren spielen die individuellen Risikofaktoren des Patienten, wie Alter, Zigarettenkonsum und systemische wie genetische Erkrankungen eine Rolle in der Entscheidung der UPT-Intervalle. Es ergibt sich ein niedriges, mittleres oder schweres Parodontitisrisiko, welches drei, sechs oder zwölf Monatsabstände mit sich zieht (Lang & Tonetti , 2003). Um ein Rezidiv der Erkrankung zu vermeiden, ist eine korrekte Feststellung, Einhaltung und regelmäßige Überprüfung des Intervalles von entscheidender Bedeutung (Drisko, 2001). Zusätzlich ist die regelmäßige Aufnahme der Plaque- und Blutungsindizes, sowie die Patientenmotivation und Instruktion ein wichtiger Bestandteil des parodontalen Recalls. Zur Beurteilung vertikaler Defekte, bei Verdacht auf Paro-Endo-Läsionen oder regenerativer Prozesse ist die Anfertigung eines Röntgenbildes sinnvoll (Chace, 1977). Es ist wichtig, alle Befunde gut zu dokumentieren. Auf diese Weise können alte und neue Befunde schnell miteinander verglichen werden und ein Parodontitisrezidiv frühzeitig identifiziert und therapiert werden (Hierse & Kebschull, 2014).

6. ZUSAMMENFASSUNG

Zusammenfassend lässt sich sagen, dass es sich bei der Parodontitis um eine bakteriell verursachte, destruktive Wirtsantwort handelt. Da die zahlreichen molekularen und zellulären Prozesse bei der Parodintitisentstehung und Progression sehr komplex sind, sind sie noch nicht vollständig erforscht. Allerdings werden durch das zunehmende Verständnis der Pathomechanismen einer Parodontitis nicht nur neue therapeutische, präventive und diagnostische Maßnahmen erreicht, sondern auch das Verständnis von Interaktionen zwischen parodontalen und systemischen Erkrankungen verbessert (Deschner & Eick, 2011).

Daher wird die Diagnostik parodontaler Erkrankungen in Zukunft, auch im Hinblick auf den demografischen Wandel, eine entscheidende Rolle spielen. Nur durch sorgfältige Dokumentation der Befunde und adäquate Parodontaldiagnostik kann eine indikationsgerechte Therapie erfolgen.

7. Literaturverzeichnis

1. Aas, J. A., Paster, B. J., Stokes , L. N., Olsen, I., & Dewhirst, F. E. (2005). Defining the Normal Bacterial Flora of the Oral Cavity. *43*(11), 5721-5732.

2. Abdollahi, M., & Radfar, M. (2003). An Update on Drug-induced Oral Reactions. *the Journal of Contemporary Dental Practice, 4*(1).

3. Ainamo, J., & Bay, I. (1975). Problems and proposals for recording gingivitis and plaque. *International Dental Journal, 25*(4), S. 229-235.

4. Anna-Böttcher , M. (2016). *Die Bedeutung der Bakterien des sogenannten Roten Komplexes nach Socransky in der Ätiologie der Parodontitis.* Dissertation, Friedrich-Schiller- Universität Jena. Abgerufen am 30. 05 2018 von https://www.db-thueringen.de/servlets/MCRFileNodeServlet/dbt_derivate_00036690/RoterKomplexThULb.pdf

5. Armitage, G. C. (1999). Development of a Classification System for Periodontal Diseases and Conditions. *Annals of Periodontology, 4*(1), S. 1-6.

6. Axelsson, P., Nystrom, B., & Lindhe, J. (2004). The long-term effect of a plaque control program on tooth mortality, caries and periodontal disease in adults. Results after 30 years of maintenance. *Journal of Clinical Periodontology, 31*(9), S. 749-757.

7. Caton, J., Proye, M., & Polson, A. (1982). "Maintenance of healed periodontal pockets after a single episode of root planing. *Journal of Periodontology, 53*(7), S. 420-424.

8. Cescutti, P., Toffanin, R., Pollesello, P., & Sutherlandd, I. W. (1999). Structural determination of the acidic exopolysaccharide produced by a Pseudomonas sp. strain 1.15. *Carbohydrate Research, 315*(1-2), S. 159-168.

9. Chace, R. (1977). Retreatment in periodontal practice. *Journal of Periodontology, 48*(7), S. 410-412.

10. Darveau, R. P., Tanner , A., & Page, , R. C. (1997). The microbial challenge in periodontitis. *Periodontology 2000, 14*(1), S. 12-32.

11. Derman , S. H., Lowden, C., Hellmich , M., & Noack, M. J. (2014). Influence of intra-pocket anesthesia gel on treatment outcome in periodontal patients: a randomized controlled trial. *Journal of Clinical Periodontology, 41*(5), S. 481-488.

12. Deschner, J., & Eick, S. (2011). *Ätiologie und Pathogenese der Parodontitis.* Abgerufen am 29. 05 2018 von https://www.zm-online.de/: https://www.zm-online.de/archiv/2011/10/titel/aetiologie-und-pathogenese-der-parodontitis/

13. Dombrowa, S. (2012). *Teil 1: Parodontitis und Periimplantitis – rechtzeitig erkennen und erfolgreich therapieren.* Abgerufen am 28. 05 2018 von https://www.zmk-aktuell.de/: https://www.zmk-aktuell.de/fachgebiete/parodontologie/story/teil-1-parodontitis-und-periimplantitis--rechtzeitig-erkennen-und-erfolgreich-therapieren__625.html

14. Dombrowa, S. (2015). *ZMK Zahnheilkunde Management Kultur.* Abgerufen am 30. 05 2018 von Mikrobiologisch fundiertes Biofilmmanagement: Grundlage der modernen Parodontitistherapie: https://www.zmk-aktuell.de/fachgebiete/parodontologie/story/mikrobiologisch-fundiertes-biofilmmanagement-grundlage-der-modernen-parodontitistherapie__1254.html

15. Dombrowa, S. (2017). *Das orale Mikrobiom.* Abgerufen am 27. 05 2018 von https://www.zwp-online.info/de: https://www.zwp-online.info/fachgebiete/parodontologie/therapie/das-orale-mikrobiom-parodontitis-gezielt-diagnostizieren-und-behandeln

16. Drisko, C. H. (2001). Nonsurgical periodontal therapy. *Periodontology, 25*(1), S. 77-88.

17. Eberhard, J., Jepsen, S., Jervoe-Storm, P. M., Needleman, I., & Worthington, H. V. (2008). Full-mouth disinfection for the treatment of adult chronic periodontitis. *Cochrane Database of Systematic Reviews*(1). doi:10.1002/14651858.CD004622.pub2

18. Finlay, B. B., & Medzhitov, R. (2007). Host-Microbe Interactions: Fulfilling a Niche. *Cell Host & Microbe, 1*(1), S. 3-4.

19. Garnick, J. J., & Silverstein, L. (2000). Parodontales Sondieren: Sondenspitzen-Durchmesser. *Journal of Periodontology 2000, 71*(1), S. 96-103.

20. Griffiths, G. S., Ayob, R., Guerrero, A., Nibali, L., Suvan, J., Moles, D. R., & Tonetti, M. S. (2011). Amoxicillin and metronidazole as an adjunctive treatment in generalized aggressive periodontitis at initial therapy or re-treatment: a randomized controlled clinical trial. *Journal of Clinical Periodontology, 38*(1), S. 43-49.

21. Haffajee, A. D., Socransky, S. S., Patel, M. R., & Song, X. (1998). Microbial complexes in supragingival plaque. *23*(3), S. 196-205.

22. Hahner, P., & Gaßmann, G. (2017). Timing in der systematischen Parodontitistherapie. *PLAQUE N CARE Prophylaxe - Parodontologie - Ästhetik, 11*(1), S. 6-12.

23. Hasturk, H., Kantarci, A., & Van Dyk, T. E. (2012). Oral inflammatory diseases and systemic inflammation: role of the macrophage. *Frontiers in Immunology, 16*(3), S. 118.

24. Hierse, L., & Kebschull, M. (2014). *Aktuelle Behandlungsmethoden in der Parodontologie – Teil II: Antiinfektiöse Therapie.* Abgerufen am 27. 05 2018 von https://www.zwp-online.info/de: https://www.zwp-

online.info/fachgebiete/parodontologie/grundlagen/aktuelle-behandlungsmethoden-der-parodontologie-teil-ii

25. Holz, S. R., Kirkham , J., Marsh , P. D., Shore, R. C., Nattress , B., & Robinson, C. (2000). Architecture of Intact Natural Human Plaque Biofilms Studied by Confocal Laser Scanning Microscopy. *79*(1), 21-27.

26. Johnson, G. K., & Guthmiller, J. M. (2007). The impact of cigarette smoking on periodontal disease and treatment. *Periodontology 2000, 44*(1), S. 178-194.

27. Jordan , A. R., & Micheelis, W. (Hrsg.). (2016). *Fünfte Deutsche Mundgesundheitsstudie (DMS V)*. Köln: Deutscher Ärzteverlag (DÄV).

28. Kebschull, M., & Hierse, L. (2014). *Aktuelle Behandlungsmethoden in der Parodontologie – Teil I*. Abgerufen am 27. 05. 2018 von https://www.zwp-online.info/de: https://www.zwp-online.info/fachgebiete/parodontologie/grundlagen/aktuelle-behandlungsmethoden-der-parodontologie-teil-i

29. Kielbassa, A. M., & Jaroch, M. (2011). *Der dentale Biofilm*. Abgerufen am 26. 05 2018 von https://www.zwp-online.info/de: https://www.zwp-online.info/fachgebiete/prophylaxe/diagnostik/der-dentale-biofilm

30. König , J., Plagmann , H. C., Rüh, A., & Kocher, T. (2002). Tooth loss and pocket probing depths in compliant periodontally treated patients: a retrospective analysis. *Journal of Clinical Periodontology, 29*(12), S. 1092-1100.

31. Lang, N. P., & Tonetti , M. S. (2003). Periodontal risk assessment (PRA) for patients in supportive periodontal therapy (SPT). *Oral health & preventive dentistry, 1*(1), S. 7-16.

32. Ligtenberg, A. J., de Soet, J. J., Veermann, E. C., & Amerongen, N. (2007). Oral diseases: from detection to diagnostics. *ANNALS of the New York Academy of Science, 1098*(1), S. 200-2003.

33. Lindhe, J., Socransky, S. S., Nyman, S., Haffajee, A., & Westfelt , E. (1982). Critical probing depths" in periodontal therapy. *Journal of Clinical Periodontology, 9*(4), S. 323-336.

34. Marsh, P. D., & Bradshaw, D. J. (1995). Dental plaque as a biofilm. *Journal of Industrial Microbiology, 15*(3), S. 169–175.

35. Meisel P., E. P. (2013). *Klassifikation der Parodontalerkrankungen* (Bd. 4). (D. G. Parodontologie, Hrsg.) Berlin: Quintessenz.

36. Offenbacher, S., Barros , S. P., & Beck, J. D. (2008). Rethinking Periodontal Inflammation. *Journal of Periodontology, 79*(8S), S. 1577-1584.

37. Petersilka, G. J. (2011). Subgingival air-polishing in the treatment of periodontal biofilm infections. *Periodontology 2000, 55*(1), S. 124-142.

38. Pretzl , B., Kaltschmitt, J., Kim, T. S., Reitmeir, P., & Eickholz, P. (2008). Tooth loss after active periodontal therapy. 2: tooth-related factors. *Journal of Clinical Periodontology, 35*(2), S. 175-182.

39. Rowshani , B., Timmerman , M. F., & Van der velden, U. (2004). Plaque development in relation to the periodontal condition and bacterial load of the saliva. *Journal of Clinical Periodontology, 31*(3), S. 214-218.

40. Sgolastra, F., Gatto, R., Petrucci, A., & Monaco, A. (2012). Effectiveness of systemic amoxicillin/metronidazole as adjunctive therapy to scaling and root planing in the treatment of chronic periodontitis: a systematic review and meta-analysis. *Journal of Clinical Periodontology, 83*(10), S. 1257-1269.

41. Socransky, S. S. (1994). Evidence of bacterial etiology: a historical perspective. *Periodontology*, S. 7-25.

42. Stein , J. M. (2012). Diagnostik in der Parodontologie. *Quintessenz, 63*(9), S. 1127–1137.

43. Thorbert-Mros, S., Larsson , L., & Berglundh, T. (2014). Cellular composition of long-standing gingivitis and periodontitis lesions. *Journal of Periodontal research, 50*(4), S. 535-543.

44. Tonetti, M. S., Jepsen, S., Jin, L., & Otomo-Corgel, J. (2017). Impact of the global burden of periodontal diseases on health, nutrition and wellbeing of mankind: A call for global action. *Journal of Clinical Periontology, 44*(5), S. 456-462.

45. Vaithilingam, R. D., Safii, S. H., Baharuddin , N. A., Ng , C. C., Cheong , S. C., Bartold, P. M., . . . Loos, B. G. (2014). Moving into a new era of periodontal genetic studies: relevance of large case–control samples using severe phenotypes for genome-wide association studies. *Journal of Periodontology research, 49*(6), S. 683-695.

46. Van Dyke, T. E. (2009). Abgerufen am 29. 05 2018 von revisited, The etiology and pathogenesis of periodontitis: https://dx.doi.org/10.1590/S1678-77572009000100001

47. Van Winkelhoff, A. J., & Winkel , E. G. (2005). Microbiological diagnostics in periodontics: biological significance and clinical validity. *Periodontology 2000, 39*, S. 40–52.

48. Vasel, D. (2012). Parodontitis Ätiologie und Therapie. (60, Hrsg.) *BZB - Bayrisches Zahnärzteblatt, 12*(6), S. 54.

49. Zadeh, H. H., Nichols, F. C., & Miyasaki, K. T. (1999). The role of the cell-mediated immune response to Actinobacillus actinomycetemcomitans and Porphyromonas gingivalis in periodontitis. *Periodontology 2000, 20*(1), S. 239-288.

8. ABKÜRZUNGSVERZEICHNIS

BOP	Bleeding on Probing
DMS V	Deutsche Mundgesundheitsstudie fünf
EPS	Extrazelluläre Polysaccharide
FMD	Full Mouth Disinfection
IL	Interleukin
INFγ	Interferon gamma
LTB4	Leukotrien B4
MMP	Matrix- Metalloproteinase
PGE2	Prostaglandinrezeptor E2
PMN	Polymorphkernige Granulozyten
PSI	Parodontale Screening Index
PWS	Pulver-Wasser-Strahlgerät
TIMP	Tissue Inhibitor of Metallopeptidase
TNFα	Tumornekrosefaktor alpha
UPT	Unterstützende Parodontitistherapie
WHO	World Health Organisation

9. ABBILDUNGSVERZEICHNIS

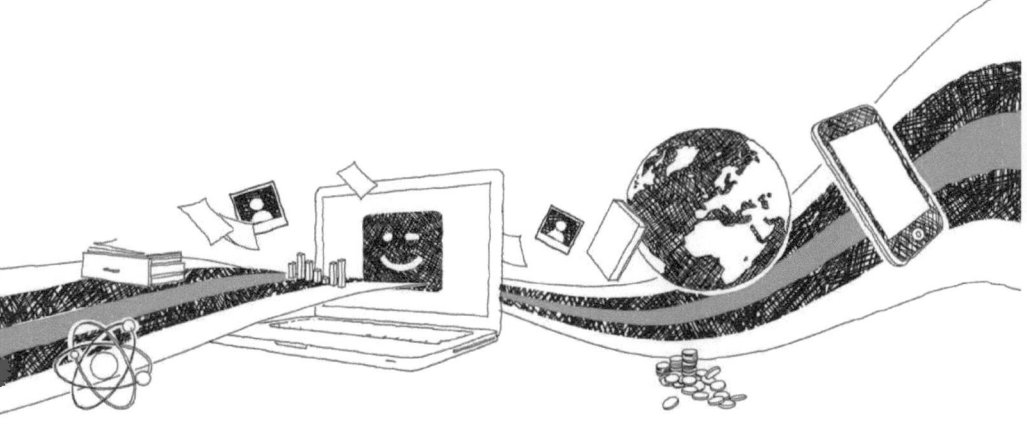
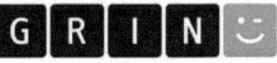